AF317964

ÉTABLISSEMENT D'UN CABINET

ET BUREAU

DE PLANTES MÉDICINALES,

A PARIS,

Par M. JANSON, Docteur en Médecine, Directeur.

A PARIS,

De l'Imprimerie de MILLET & Compagnie, rue de la Tixéranderie, n°. 36.

M. DCC. XC.

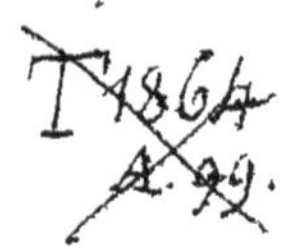

A MESSIEURS

DE LA SOCIÉTÉ ROYALE

DE MÉDECINE

DE PARIS.

MESSIEURS,

L'ÉTABLISSEMENT d'un Cabinet et Bureau de Plantes Médicinales, à l'usage des citoyens de cette capitale de la France, préparées, conservées et distribuées, telles qu'il convient qu'elles soient, fait le sujet de cette adresse que j'ai l'honneur, MESSIEURS, de vous présenter.

A 2

Ce cabinet sera le dépôt de toutes les plantes usitées , tant de la France que des pays étrangers, de celles dont l'expérience fait connoître la propriété, de celles annoncées dans les journaux et correspondances particulieres (1), & celles, Messieurs, de vos savantes observations.

L'art de guérir, dans son principe : le médecin ordonnoit, opéroit et préparoit les médicamens qu'il employoit dans sa pratique ; l'œil sur leurs substance étoit une occasion favorable à mieux s'assurer de leur efficacité : sûrement dans ce temps , les médicamens magistraux étoient moins communs ; étoit-ce un mal ?

Les connoissances qui se sont accrues, ont mis dans la nécessité les médecins de faire cette division que tout le monde connoît, la médecine, la chirurgie, et la pharmacie.

Je ne sais depuis quel temps, l'apothicaire a mal-à-propos laissé échapper une de ses branches essentielles

____

(1) Nous annoncerons les remedes végétaux donnés par les journalistes et ouvrages particuliers , seulement pour que le médecin praticien s'assure de nouveau de la vertu de la plante annoncée , et afin qu'il nous en donne le résultat , que nous annoncerons l'année suivante , avec nos observations particulieres.

dans d'autres mains, celle de la préparation, et la vente des plantes seches, qui fait une quatrieme division, les herboristes.

Les plantes fournissent, à n'en pas douter, des remedes sûrs à la plupart de nos maux; et c'est de là qu'on a jugé convenable l'établissement du jardin royal des plantes; mais la partie essentielle de leur préparation, conservation et vente, entièrement abandonnée aux herboristes, ne répond point à cette faveur. Ces herboristes, qui n'ont d'autre mérite que de les acheter des gens aussi peu instruits qu'eux, pour les revendre de même, ne peuvent être que dangereux; et ce n'est pas sans raison que les médecins en redoutent, et la préparation et la méprise.

Lorsqu'on considere cette production végétale, si intéressante dans sa beauté et son utilité, le rapprochement des plantes de tous les pays dans un même sol, au jardin du roi, la difficulté du travail pour l'entretien de leur végétation; quel changement ! lorsqu'au sortir de ce superbe jardin, le médecin veut les reconnoître chez l'herboriste; quelle différence , si l'on met en comparaison les travaux , les veilles des savans démonstrateurs, qui se succedent à la connoissance systématique des plantes et de leurs vertus, avec l'usage de

leur préparation , conservation et distribution. L'établissement d'un cabinet et bureau m'a paru nécessaire à
l'essor de cette partie de la pharmaceutique végétale ,
digne de l'utilité du jardin royal des plantes , de leurs
savans professeurs et , Messieurs , de votre confiance.

Les plantes , pour être préparées et conservées dans
leur vertu médicinale , méritent chacune des soins
particuliers , autres que ceux usités , soit dans leur récolte , triage , mondage et emplacement. MM. les apothicaires , qui s'occupent de cette partie , manquent ,
ainsi que les herboristes , d'un assortiment convenable
de celles usitées , et de celles nouvellement découvertes ;
et le médecin praticien est obligé de se conformer à ce
qu'ils ont. Ils manquent encore , par l'assortiment de
celles qu'ils tiennent composées , tels que les vulnéraires ,
les béchiques , etc. Les plantes , feuilles et fleurs , quoique congéneres , il n'est pas indifférent de les associer
indistinctement , comme ils sont dans l'usage (1) ; parce
que la variété de leur odeur , saveur , et la différence de
leur mucilage , fait un changement plus ou moins désa-

____

(1) Chez tous les herboristes où j'ai examiné leur vulnéraire composé, on me
le faisoit d'autant plus valoir, qu'on me disoit y en avoir plus de cinquante especes.
J'en remarquai la majeure partie gâtées et en poussiere ; il en étoit de même de
leurs autres plantes composées.

gréable dans leur infusion, qu'il est essentiel de connoître à raison de la répugnance des malades : c'est par
la connoissance de leur dégustation, que l'on peut cor-
riger leur préparation, dont le mauvais goût peut être
remplacé plus agréablement, & dont l'assortiment doit
toujours être à la connoissance du médecin qui les
ordonne.

Je ne doute pas, MESSIEURS, combien vous
devez répugner à cet usage des plantes accro-
chées et éparses de toutes parts dans la poussiere, ou
pénétrées du mauvais air des lieux obscurs, humides et
mal-sains, les seules destinées à l'usage des citoyens
de cette ville immense ; et cet usage meurtrier de la
délivrance d'autres plantes, souvent contraire à celles
ordonnées, dont se plaignent tous les médecins praticiens. Le public lésé dans sa confiance, seroit le sujet
d'un reproche, pour la médecine, dans la tolérance
de ce mode dangereux.

M. Chomel, docteur régent et ancien doyen de la
faculté de Paris, dans son discours préliminaire de l'histoire des plantes usuelles, nouvelle édition, page 33,
dit : *Il seroit à propos que ceux qui les préparent les
connussent assez bien pour prévenir les terribles incon-*

véniens qni arrivent tous les jours par les méprises des
herboristes grossiers & ignorans, auxquels les médecins
et les apothicaires se confient également. Ces herboristes sont ordinairement si intéressés et si peu fideles,
qu'ils substituent souvent aux plantes qu'on leur de-
mandent, et qu'ils n'ont point et ne connoissent pas,
les autres qu'ils croient connoître, sans s'embarrasser,
si leurs qualités sont les mêmes, ou si elles sont oppo-
sées. Etant allé, il y a quelque temps, chez un malade
menacé d'une inflammation dans le bas-ventre, auquel
i'avois ordonné une décoction émolliente, j'y trouvai
un paquet d'herbes fournies par la servante de l'herboriste, entre lesquelles je reconnus quelques bottes de
renoncules et d'autres plantes plus capables d'exciter
des irritations dans les intestins, et des tentions dou-
leureuses dans leurs fibres, que de les amollir et de
prévenir leur inflammation. Je suis persuadé que ces
méprises cruelles arrivent souvent, et qu'on songe
moins à y remédier qu'à s'en prendre aux médecins,
qu'on rend toujours responsables.

L'herboriste n'a d'autre connoissance des plantes
que la routine de leur aspect : cette maniere périlleuse tient cette espece de commerce insuffisant, pour
qu'il puisse seul l'occuper et le faire vivre ; c'est pourquoi

ils

ils sont presque tous grenetiers ou fruitiers (1) : comment pourroit-on exiger d'eux une étude suivie dans la connoissance de leur récolte, de la localité convenable à leur vertu, leurs différentes préparations, leur conservation, le temps de leur durée, & enfin leur état de dépérissement, où il convient qu'elles soient rejettées ; la connoissance de leur assortiment, celle systématique, et nomenclature des auteurs pour la sûreté de leurs étiquettes, les frais des emplacemens convenables, et l'assiduité de celui qui les délivre ? il conviendroit encore qu'il sache leur vertu et les nouvelles découvertes, afin qu'il connût le danger du quiproquo des plantes ou parties de plantes qui se ressemblent, et qu'il donne toute l'attention à celles dangereuses ou qui ne s'emploient qu'avec beaucoup de précaution. M. Fourcroy, docteur en médecine de la Faculté de Paris, dans son Traité de l'art de connoître et d'employer les médicamens, en parlant du danger des méprises, nous fait la remarque d'une, qui nous a été communiquée, Messieurs, par M. Jeanroy : *En janvier 1781, il fut appellé pour voir un malade, qu'il trouva dans un délire effrayant, & attaqué de plusieurs autres accidens nerveux, occasionnés par la racine de* bella done, *qu'on*

____

(1) Ou plutôt les marchands grenetiers et fruitiers sont dans l'habitude de vendre les plantes médicinales.

B

lui avoit donnée pour celle de berdane. *Les symptômes fâcheux que ce malade éprouvoit ne céderent qu'en partie à l'usage du vinaigre et des autres moyens indiqués en pareil cas ; il eut pendant quelques mois une aliénation d'esprit singuliere, qui ne fut totalement dissipée que par le régime, l'exercice, et les bains de riviere.* La matiere médicale de Geoffroy, l'ouvrage de Wipfer sur la ciguë aquatique, et autres, contiennent plusieurs faits de la même nature.

Je ne doute pas que l'usage trop peu conséquent des plantes médicinales tient encore au peu de sûreté de cette méthode des herboristes. Elle contrarie les observations des médecins praticiens ; elle met en retard la progression de la connoissance de leur vertu ; et pour réprimer tous ces abus, il n'est qu'un médecin, le directeur du cabinet de plantes médicinales, qui les maintienne dignes de la sûreté du public, pour qu'elles le soient, Messieurs, de votre confiance.

A l'avenir les herboristes seront bornés à la récolte des plantes seulement, sous la conduite du médecin, directeur ; ils ne tiendront plus magasin de celles médicinales, dès-lors qu'ils reconnoîtront leur préparation, conservation et distribution dangereuses, ainsi que d'autres suites de traitemens qu'ils exercent.

Sous le despotisme françois, tous les arts et sciences avoient leurs abus ; aucun citoyen n'osoit lever le voile des victimes ; mais dans cette régénération du patriotisme et de la liberté, tout bon patriote, dans sa profession, pourra, sans crainte, faire connoître au public les abîmes où il échoit ; et la régénération des hommes dans leurs droits, et la régénération des arts et sciences dans leurs perfections marcheront ensemble. L'établissement d'un bureau de plantes médicinales donnera au médecin praticien l'assurance des plantes récoltées et conservées dans toute la valeur qu'il leur aura reconnue, & celle de n'être point trompé par la délivrance d'autres plantes, contraires à celles ordonnées.

Les priviléges aux progrès des arts et sciences devroient être accordés pour un temps, et respectés dès-lors que leur utilité est reconnue nécessaire ; afin que le peuple ne soit pas dupe des établissemens donnés sous l'apparence d'être tout à son avantage. Ces priviléges devroient être accordés aussi à raison du dédommagement des frais que le préposé a fait pour le bien public, ou qu'il s'engage de faire ; ils facilitent les moyens de perfection et d'émulation, & empêchent que le bon citoyen ne soit dupe des concurrences trompeuses et avides du profit, & que cet appas n'étouffe le progrès du bien public dans son germe. C'est pourquoi, si je suis assez heureux de mériter, Messieurs, votre suffrage dans ce nouvel établissement ; veuillez me permettre de le présenter au public sous votre confiance et votre protection, c'est le seul titre qui en assure l'utilité.

Le médecin, directeur, ne sera pas borné seulement à la sûreté de la préparation, conservation et distribution des plantes ; mais, Messieurs, aidé de vos lumieres, il nous facilitera à un nouvel examen de celles usuelles, et de suite de celles qui ne le sont pas et dont on n'a fait aucune recherche de leur vertu médicinale. Nous commencerons par les plantes les plus communes avant de passer à celles plus rares et celles étrangeres : dans cette recherche expérimentale, nous nous bornerons à un petit nombre par année, ne voulant proclamer leur vertu que d'après des épreuves assurées. Quelle foi et quelle estime peuvent avoir le public et le médecin, à l'usage des plantes qui se prônent de toute part, sans observations suffisantes, et qui tombent comme les effets de modes ?

Le produit de leur distribution fait au burèau, s'il y en a un, sera une faveur aux frais de leur expérience chimique, celle faite sur les animaux, aux frais de correspondances, commis et autres essentiels à cette branche la plus intéressante de la matiere médicale, ainsi qu'aux frais de location de l'emplacement du cabinet et bureau le plus commode à leur conservation.

Le cabinet sera ouvert toute l'année, à des jours et heures fixes pour les médecins, étudians, amateurs et autres personnes ; ils y trouveront toujours une collection complette des plantes usitées et de celles annoncées dans les journaux et ouvrages particuliers, l'ordre et la sûreté de leurs étiquettes, suivant les systêmes des célebres Tournefort, Linné et de Jussieu ; et le bureau pour leur distribution sera ouvert dans tous les temps.

Votre adhésion, Messieurs, à tout ce qui peut être utile à la conservation des citoyens, et votre surveillance à tout ce qui peut lui nuire, vous sera plus satisfaisante par mes successeurs plus éclairés ; vos sages conseils mettront le bon ordre au cabinet, votre protection l'y maintiendra, et vos savantes observations assureront l'importance de cette propriété végétale.

Après la récolte achevée et le remplacement des plantes endommagées ou gâtées, qui finira dans le courant du mois de décembre, j'en donnerai tous les ans un catalogue, avec leur vertu principale ; ce catalogue que j'aurai l'honneur, Messieurs, de vous offrir, sera une foible reconnoissance que je vous aurai en mon particulier; et cette assurance de plus pour le public, à la guérison de ses maladies, dans la perfection de cette branche de la matiere médicale, sera, Messieurs, un hommage nouveau qu'il rendra à vos pénibles travaux, si utiles à la société, et qui de tous les temps vous est si bien mérité; hommage le plus digne des honorables citoyens.

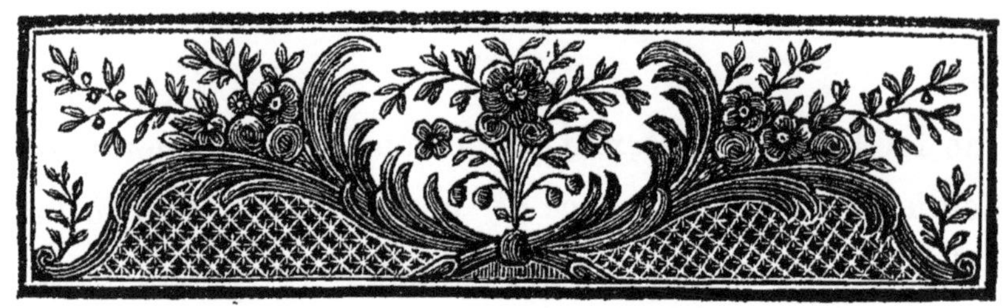

ORDRE
DU CABINET
ET BUREAU
DE
PLANTES MÉDICINALES.

Article Premier.

Préparation et conservation des plantes de la France, de celles étrangeres usitées en médecine, et de celles dont on se propose faire la recherche de leur vertu médicinale.

Il n'est point de petites précautions en médecine ; elles sont toutes essentielles ; leur négligence est un crime d'inhumanité. La préparation des plantes doit se faire suivant leur nature et leur vertu médicinale, soit qu'on se propose de les employer seules ou dans des médicamens magistraux; il convient donc que le médecin praticien soit sûr de leur préparation, conservation et distribution; il doit connoître leur couleur, odeur, saveur et leur changement étant préparées et séchées, les qualités qu'elles peuvent acquérir par leur fermentation et autres préparations particulieres, le temps de leur durée, et enfin leur état de dépérissement où elles sont dans le cas d'être rejettées.

Il est d'usage que la récolte des plantes soit faite dans un temps sec et au soleil, après la rosée levée, ce temps est reconnu le plus propre à leur vertu et conservation; mais cette précaution n'est pas la seule, il faut encore avoir l'attention qu'elles ne soient point talées ni foulées en les récoltant : on est aussi dans l'usage de les faire sécher à l'ombre; j'en ai reconnu qui, séchées au soleil, conservoient mieux leur belle couleur et leur vertu; pendant qu'elles sechent, il faut le soin du triage de celles gâtées, celles terreuses, celles chargées d'œufs d'insectes ou dévorées par elles, celles malades, ou qui ont souffert des intempéries qui les aient altérées, et enfin celles qui sechent mal. Il y a des fleurs qu'il convient de séparer

de

de leur calice et d'autres de rejetter leurs étamines et pistils. Après le desséchement parfait des feuilles et fleurs, il s'en trouve qui transpirent dans leurs boçaux, ou deviennent moites; elles ne tarderoient pas à se gâter, si on n'a pas le soin de les étendre de nouveau au soleil ou à l'air, pour être séchées, triées et fermées. Il est encore des plantes où, quoique bien préparées et fermées, il se forme, dans le courant de l'année, une quantité d'insectes qui les dénaturent entierement, et on doit juger, qu'étant ainsi, si elles doivent remplir les effets salutaires qu'en attend le médecin. Je n'entrerai pas dans bien d'autres détails essentiels à la préparation des plantes médicinales; leur conservation mérite aussi des attentions particulieres, il faut des appartemens convenables, éloignés de toute humidité, de tout air chargé d'odeur, qui reçoivent le soleil une grande partie de la journée et garantissent le plus possible des variations de l'athmosphere : c'est en prenant ces précautions que les plantes médicinales , en dépôt au cabinet, seront essentielles à la cure des maladies des citoyens de cette immense et superbe cité, et au soin de leurs célebres médecins vigilans observateurs.

C

Article II.

Attelier destiné à la préparation des plantes médicinales. Quand à son emplacement, il convient qu'il soit de préférence à la campagne, dans un local très-aëré, éloigné de toute humidité, tourné au midi, ayant également le soleil le plus long-temps possible ; un appartement vaste sera destiné à la préparation des racines, écorces ; un autre pour les plantes entieres, sommités et feuilles ; un troisieme pour les graines ou autres parties de plantes (1). En face de ce laboratoire herborique, il convient qu'il y ait un emplacement clos pour les expositions des plantes qui exigent d'être séchées au soleil, et d'autres convenances à leur préparation. L'attelier sera garni de tables d'osier, de papiers de différentes qualités, cartons bocaux, boîtes, corbeilles, tamis convenables, etc.

Article III.

L'arrangement des plantes au cabinet sera suivant l'ordre de leur vertu ; on sera exact à l'ordre des étiquettes et de leur distribution au bureau.

---

(1) On pourroit établir un attelier qui recevroit l'air à volonté, et le soleil le plus long-temps possible.

Article IV.

Nouvel examen de la vertu des plantes usitées en médecine, expériences et recherches de celles qui ne le sont pas.

Les auteurs de botanique et de pharmacopée, à l'article de leur vertu, leur donnent avec assurance à chacune, nombre de propriétés, sans aucune observation de pratique; de maniere que le nouveau médecin est toujours incertain et même trompé, jusqu'à ce qu'il se soit fait un choix par ses observations; cette étude, qui lui est toujours nécessaire, lui seroit plus facile et plus assurée, si dans un même tableau il y apprécie les effets dans l'état de santé et de maladie ; ceux sur les animaux, leur histoire naturelle.

C'est de cette connoissance de l'histoire naturelle de la plante et de leur expérience, qu'on a reconnu l'abus des longues formules; le public commence à connoître le célebre médecin qui guérit par les soins d'un régime sagement ordonné, ou par l'effet salutaire d'un bon air et des boissons simples au goût des malades, fait pour aider la nature sans la contrarier (1). C'est par la con-

____

(1) L'histoire naturelle des maladies aux soins de la nature, est des plus essentielles à connoître; les auteurs devroient en donner la connoissance dans chaque maladie.

noissance de la dégustation , de la bonne qualité d'une plante , ou de quelqu'une de ses parties , préparée simplement , que le médecin augure de celles plus composées ; et c'est dans le renouvellement de la médecine hypocratique , que l'établissement d'un cabinet et bureau de plantes médicinales se trouve convenir aux médecins praticiens.

Nos plantes et parties de plantes dont on n'a fait aucune expérience peuvent fournir, à n'en pas douter , à la France les mêmes faveurs des plantes étrangeres qui remplacent exactement l'ipécacuanha , le quinquina,

---

C'est dans cet apperçu général et particulier, que le médecin observateur voit l'excès des maux qui menacent son malade , et qui le fait juge des rayons vivifians qu'il reste à la nature, et des soins qui doivent la seconder; c'est par cet apperçu qu'il regle ses procédés de la médecine expectante ou agissante , et où il developpe ce tact difficile de la pratique, qui ne peut ni se démontrer ni se donner, et qui fait le grand médecin, s'il réunit l'avantage de la connoissance de l'influence de l'ame sur le corps, et du corps sur l'ame, dans toutes les classes d'hommes, et de leur tempérament; la connoissance de la santé de celui qu'il voit malade , ou à quel degré il vivoit éloigné de son état parfait et naturel; calculer les époques de la maladie et le pouvoir des secours , jusques où la nature puisse faire le reste ; et le médecin qui veut en faire plus , est l'assassin de son malade, ou rend la convalescence périlleuse; ce qui contribue à faire dire les rechûtes plus sérieuses que la maladie même : connoître l'état, l'instant même de la maladie où la nature a l'avantage, d'où vient ses moyens salutaires, celui où elle est en danger de succomber ? Quelles sont ses crises favorables ? Quel est le triste état où la nature succombe, et celui que nous offre la dépouille des organes séparés de leur vie ?

le séné et le thé ; elles sont toutes d'un prix assez considérable pour exciter la fraude et être trompé la plupart du temps dans la bonté de leur choix ; peut-on entendre parler de la meilleure qualité du quinquina choisi sur une quantité d'autre qui reste moins bienfaisant et toujours employé pour guérir ? Passe encore, si, en ne guérissant pas, il ne faisoit pas beaucoup de mal ; on n'ignore pas que ces écorces peuvent être dénaturées dans leur entrepôt, voyage, par toutes les variations de l'athmosphere, ou par leur vieillesse. La grande consommation des plantes exotiques donne lieu à une exportation considérable de notre numéraire chez l'étranger ; il n'y a pas à douter qu'il existe près de nous, dans nos plantes, mêmes les plus communes, le meilleur thé Chinois et le meilleur quinquina du Pérou ; j'en ai quelques épreuves que je ferai connoître, après m'en être convenablement assuré. Je profite du moment de l'extinction des abus politiques de la France, pour faire connoître ceux de cette partie de la pharmaceutique des herboristes dans la préparation, conservation et distribution des plantes ; et de cette prévention en faveur des médicamens et médecins qui viennent de loin, et qui coûtent cher ; tels étoient les Mesmer et Cagliostro, les plus habiles à extorquer à la vérité, non pas l'argent des pauvres citoyens, comme il est de l'usage des charlatans; mais celui de quelques riches particuliers, à une dose à raison de l'importance de leur crédulité, et que le magnétisme patriotique d'aujourd'hui n'auroit point admis en concurrence.

Il est essentiel de connoître l'âge des plantes propres à leur vertu pour être récoltées; dans les pays de vignoble, l'agriculteur connoît l'âge de la vigne le plus convenable à la santé. Le vin mâconnois et beaujolois a non seulement la qualité d'être un excellent vin, mais celle d'être stomachique et un bon apéritif doux; il facilite agréablement la digestion, et s'oppose à la formation de la putridité des humeurs; il empêche et dissipe les engorgemens, et garantit sur-tout de la gravelle et de la pierre (1); ce vin, par sa qualité agréable et sa bienfaisance connue dans l'approvisionnement de Paris et des provinces voisines, n'a pas besoin d'autre éloge; ce que je dis ici me sert de comparaison à l'usage des plantes

---

(1) Je puis assurer que dans la partie du vignoble de la province du Beaujolois, cette maladie y est très-rare, et on n'y voit que très-peu de maladies chroniques; mais les fluxions de poitrine y sont très-communes chez le laboureur et ouvriers; on les traite bien simplement et avec avantage; il seroit utile à la médecine d'avoir une connoissance exacte des maladies communes à chaque pays et cantons; et c'est de là d'où l'on pourroit connoître de leur cure un avantage assuré.

à sa bonne qualité; le bon gourmet connoît l'âge du vin pour être à sa parfaite bonté, ou dans sa boîte, parceque plus attendu, il se dénature; le buveur nous dit des vins les cantons les moins nuisibles à ses excès, et le médecin apprécie le meilleur

médicinales que j'annonce très-essentielles dans le choix de la localité.

Par les épreuves de la dégustation , de l'infusion chaude ou froide d'une plante médicinale, et en les faisant filer, je les distingue les unes des autres , et même celle congéneres ; je ne me trompe pas sur les doses et l'ébullition plus ou moins forte. Ce soin sur l'usage des tisannes est de conséquence pour le goût du malade et pour la connoissance de l'effet de la plante. Combien le tabac n'acquiert-il pas de perfection par sa préparation et conservation ; et c'est même dans cette qualité qu'il acquiert des propriétés médicinales. L'encavement du vin mérite des précautions tout aussi essentielles pour qu'il ne se dénature pas ; mais encore , pour lui faire acquérir une meilleure qualité. De même , il faut toute l'attention possible à l'emplacement des plantes médicinales, pour les conserver le plus long-temps avec leur propriété. Je ferai connoître le résultat de douze ans d'observations , de leur préparation et conservation ; la recherche de leur vertu , faite dans l'état de santé , et celle faite sur les animaux domestiques ; le changement et la qualité qu'elles donnent au lait ; c'est celui de vache qui m'a paru le plus susceptible de prendre les propriétés des plantes médicinales, suivant le lieu où je les faisois mener paître ; ou en leur faisant donner à l'écurie une nourriture d'une ou deux plantes, pendant trois ou quatre jours, qui avoient les propriétés que je voulois donner au lait (1).

C'est le hasard qui a été le plus souvent l'occasion de la connoissance médicinale des plantes ; cette occasion est rare et souvent trompeuse, parce qu'elles sont mal observées, et présentées de même par les auteurs qui se succedent depuis plusieurs siècles ; c'est à-peu-près que quatre à cinq cents plantes sont annoncées plantes usuelles, sur à-peu-près mille especes connues. Si dans le principe de la thérapeutique végétale, on eût fait tous les ans l'expérience de dix plantes, nous aurions la sentence de la vertu d'une suffisante quantité de celles médicinales, et ce travail seroit à sa perfection ; il coûteroit moins de temps aux médecins, et plus d'assurance dans leur pratique. A l'exemple de la capitale, les médecins des autres villes principales ne tarderont pas à connoître l'utilité de cet établissement ; il leur donnera l'occasion d'une prompte connoissance d'un plus grand nombre de plantes dans leurs propriétés médicinales ; il sera le moyen le plus sûr qui détruise cet usage des plantes enfouies chez les herboristes établis

(1) Il y a des plantes, quoique d'un très-bon fourrage à la quantité et à la qualité du lait, données seules aux bestiaux, leur donnent des maladies mortelles.

dans

dans toutes les villes un peu considérables , contre lequel leur prudence échoit.

Article V.

Correspondance avec les médecins praticiens de la France et étrangers , de la vertu des plantes ; devoir de correspondance avec les médecins expectans et directeurs des cabinets , sur la botanique de chaque pays & de chaque arrondissement ; occasion de se procurer celles rares et utiles à chaque endroit.

Article VI.

Voyages à la connoissance des plantes de localité. Nous appellons plantes de localité , celles qui ne viennent que dans des pays ou sols qui leur sont particuliers , et non ailleurs , ainsi que celles dont une exposition particuliere à une autre est reconnue mieux convenir à leur qualité médicinale. Voyez le traité de la *douce-amer*, par M. Carere , médecin de la faculté de Paris , sur la localité de cette plante essentielle à sa vertu.

Article VII.

Catalogue des plantes médicinales que l'on trou-

D

vera au bureau, renouvellé tous les ans dans le mois de décembre, et distribué de même à MM. les médecins de Paris.

ARTICLE VIII.

CATALOGUE des plantes que nous pourrons fournir à MM. les apothicaires & à ceux des hôpitaux, avec leur prix.

ARTICLE IX.

TABLE.

TABLE,

OU

HISTOIRE NATURELLE

DES PLANTES,

ET

RECHERCHE DE LEUR VERTU MÉDICINALE.

La recherche de la vertu médicinale des plantes doit se faire par la connoissance de leur histoire naturelle, de leur observation clinique et de leur analyse.

En suivant cet ordre, on voit la nécessité de le présenter par trois colonnes ; s'il entraîne à des longueurs, on jugera de son utilité à l'imperfection des traités des plantes usuelles des pharmacopées, soit dans leur description et les sortes de propriétés qu'ils donnent à chaque espece, dont le rapport sans observation semble nous assurer leur infaillibilité, mais qui, dans la pratique sont la majeure partie incertaines et trompeuses; et de l'inutilité de la description de celles qu'ils annoncent d'une propriété incertaine, ou propriété inconnue; la pharmacopée de Lyon est remplie de semblable description.

Nous n'avons que quelques plantes annoncées par l'observation, qui méritent l'attention du médecin praticien, et nous ne donnerons dans nos tables que celles dont la vertu sera bien connue.

Par la connoissance de l'histoire naturelle des plantes vertes et séchées, employées comme aliment; leur effet, celui sur les animaux qui en font leur nourriture; leur odeur et saveur; nous aurons de leur vertu médicinale les *signes indicateurs*.

Par la connoissance de leurs épreuves faites dans l'état de santé, et leurs observations dans les maladies; nous aurons des *signes certains*.

Leur analyse chimique, l'analogie de chaque partie extraite avec les liqueurs de notre corps, nous confirment des *signes précédens*.

L'odeur et la saveur des plantes étant le signe le plus assuré à l'indication de leur vertu, nous commencerons par la saveur la plus simple, la plus naturelle et la plus commune ; celle herbacée : nous donnerons la vertu médicinale propre à cette saveur (1) ; ainsi des autres plantes, et pourquoi ?

Lorsqu'une saveur sera reconnue et annoncée la plus dominante dans une famille ou dans un genre, il y a tout à croire que ce genre ou cette famille posséderont des propriétés presque communes (2), et c'est après nous en être assurés que nous les généraliserons.

Nous séparerons les especes qui auront de cette propriété générale un avantage décidé par leur observation, ou autre vertu, dont nous ferons, à la suite de la généralité, nos tables de plantes spécifiques.

Dans l'histoire naturelle et la description générale d'une famille ou genre, on donnera les particularités à la liste des especes, qui suivra.

____

(1) On saura dans lesquelles saveurs des plantes se trouvent les vomitifs, les purgatifs, les émolliens, les adoucissans, &c.

(2) Ainsi les familles des graminées sont nourrissantes ; les malvacées, adoucissantes, émolliantes, relâchantes ; les amantacées, astringentes ; les cucurbitacées, rafraîchissantes ; les ombelliferes, ſtimulantes, échauffantes, carminatives ; les cruciferes, âcres, ſtimulantes, altérantes, &c.

Un apperçu d'un seul fait de cet ordre nous rappelle aussitôt la connoissance essentielle des plantes ; et cet ordre , dans cette histoire naturelle des plantes et de leur vertu , nous fait éviter les répétitions.

A la fin de nos tables , nous en ajouterons une d'après leur vertu , et une seconde de celles vénéneuses.

ESPECES.

ORDRES SYSTÉMATIQUE.

DE TOURNEFORT.	LINNÉ.	DE JUSSIEU.

HISTOIRE NATURELLE.	SPÉCIFIQUE.	ANALYSE CHIMIQUE.
Description.	Usage.	
	Dose (1).	
	Parties usitées de la plante.	
	Lieu le plus convenable à sa vertu.	
	Préparation pour être employée verte, Séchée.	
Lieu.	Son bon état.	
Végétation.	Celui où il convient qu'elle soit rejettée.	Odeur et saveur des parties extraites.

(1) Les doses pour les préparations simples des plantes sont mal observées.

Odeur ,

Saveur.

———

Insectes qui la dé-
vorent verte.

———

Maladies de cette
plante.

———

Etat de la plante
gâtée.

Son produit.

———

Animaux qui la man-
gent, verte ou séchée.

Son effet ,

Sur le lait ,

Qualité qu'elle lui
donne.

———

Ses vertus dans les
arts ,

Pour les couleurs.

———

Etymologie.

Son infusion à froid
ou chaud , retarde-
t-elle la putréfaction
de l'eau, ou si elle la
hâte.

Autre observation
essentielle de son in-
fusion.

———

Épreuve de chacune
de ses parties prépa-
rées simplement dans
l'état de santé.

Ont-elles toutes la
même vertu ?

Leur effet sur les
premieres voies.

Assimilation avec
leurs sucs.

Sur les secondes.

———

Médicamens magis-
traux dont elle fait la
base.

———

Observation clinique.
———

Vertu donnée par les
modernes.

Par les anciens.
———

Lui a-t-on attribué
quelque secret?

Est - il possible de
lui découvrir d'autres
propriétés ?

Leur vertu differe-
t-elle de celle de la
plante dans son état
naturel?

Médicamens magis-
traux où elles sont
employées.

Ont-elles quelques
propriétés dans les
maladies des bestiaux.

Comment s'em-
ploient-elles?.

www.ingramcontent.com/pod-product-compliance
Ingram Content Group UK Ltd.
Pitfield, Milton Keynes, MK11 3LW, UK
UKHW020130080726
13614UKWH00005B/2140